Disc ① (第1問〜第172問)

CDの使い方は本書の5ページをご覧ください

篠原教授の
ボケない！聞くだけ！

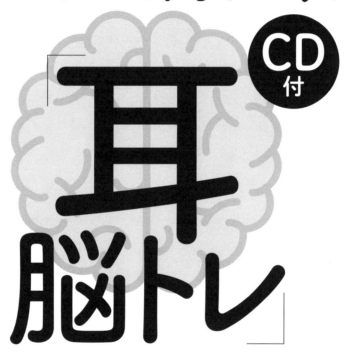

CD付

「耳脳トレ」

公立諏訪東京理科大学教授
篠原菊紀 監修

PHP

◎ナレーション：藤本ケイ
◎音声収録・編集：一般財団法人　英語教育協議会（ELEC）

◎装丁デザイン：村田 隆（bluestone）
◎編集・組版：株式会社ワード
◎執筆協力：森末祐二

歳とともに衰えやすい
ワーキングメモリ（作業記憶）
の力を鍛えよう！

公立諏訪東京理科大学
教授　篠原菊紀

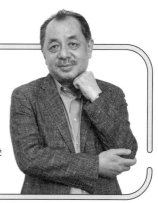

　「桜、ネコ、電車の3つの言葉を覚えてください」「声に出して、100から7を2回引いてください」「6、8、9、2を覚えてください。では、逆から言ってみましょう」「さて、最初に覚えた3つの言葉は？」

　これは、認知症のスクリーニングテストの一部です。何かを覚えておいて、それを思い出して会話や料理、読み書き、計算などに利用する。こういう力はワーキングメモリ（作業記憶）と呼ばれ、歳とともに衰えやすく、特に60代以降になると衰えやすいことが知られています。このCDでは、ワーキングメモリの力を記憶力、注意力、計算力、見当識、言語能力、社会的行動能力、遂行能力、判断力の8つの側面から鍛えます。

❶ 記憶力

　記憶には覚える力、覚えておく力、思い出す力が必要です。何かを覚えておきながら違うことをする問題や、記憶を使いながらの作業が、記憶力を鍛え、ワーキングメモリを鍛えます。

❷ 注意力

　注意力には選択的注意力、分散的注意力、注意の持続力があります。CDの音声に集中し、その集中を持続する訓練は注意力アップに役立ちます。注意の持続はワーキングメモリの大事なトレーニングです。

❸ 計算力

　お釣りや時間を計算したり、物を数えたりするとき、ワーキングメモリの力が盛んに使われています。たとえば単純な計算問題や、お釣りや時間を算出するような問題は、日常的な計算力の維持に役立つと同時にワーキングメモリを鍛えます。

❹ 見当識

　「今日は何月何日ですか」「何曜日ですか」「季節は？」「ここはどこですか」「何階ですか」といった問いに答える力を見当識といい、認知症のスクリーニングテストでは定番です。こういう問題に答えるのもワーキングメモリのトレーニングになります。

❺ 言語能力

　言語能力で最も低下しやすいのが「語の流暢性」です。スムーズに言葉を理解し発する力です。相手の言葉をそのままくり返したり、連想クイズのような問題を解いたりすることで語の流暢性が鍛えられ、ワーキングメモリも鍛えられます。

❻ 社会的行動能力

　社会的な行動を行う能力です。「協調性」という言い方もできるでしょう。たとえば人の話を聞いて、おかしなところを見つけるような問題を解くのはその基本となりますし、ワーキングメモリを盛んに使う問題にもなります。

❼ 遂行能力

　家事や仕事など、何かを成しとげるために使う力です。たとえば、聞いた単語をある条件にしたがって並べ替えるような問題がその力を鍛えます。遂行能力の基本には、ちょっと覚えておいてあれこれするワーキングメモリの力があります。

❽ 判断力

　何かを判断するとき、ワーキングメモリを盛んに使います。考えるべき条件を覚えておいて、あれこれ考えるからです。考える力の基本がワーキングメモリです。

　これらの8つの力を継続的に鍛えて、歳とともに衰えやすいワーキングメモリの力の維持向上を目指すのが、このCDのねらいです。CDは脳トレの本と違って、音情報だけを頼りに問題を解かなければなりません。映像を想像する必要があるため、脳の頭頂連合野や右前頭前野などがいっそう使われます。また、映像がない分、注意の持続力が必要になり、これも鍛えられます。

　世界保健機関（WHO）は2019年の認知機能（頭の働き）の低下予防についてのガイドラインとして、禁煙と運動を強く勧め、健康的な食事、過剰な飲酒を避けること、生活習慣病の予防や治療とともに、認知的なトレーニングを条件つきで推奨しています。

　十分な睡眠をとることが認知症の原因物質の排出に役立つことも知られています。また、ワーキングメモリの力はトレーニングによって比較的すみやかに改善しやすいことが知られています。

　このCDを活用してワーキングメモリの力を鍛えるとともに、運動、食事、睡眠といった生活習慣にも気をつけて、できるだけ脳の健康寿命を延ばしましょう。

本書とＣＤの使い方

◆ **本書の使い方**

　本書には、ＣＤに収録されている問題と解答、そして解説が掲載されています。本書はあくまでもＣＤの内容を補足するためのものであり、主役は付属のＣＤのほうです。まずは「Disc ①」（赤いＣＤ）から、どんどん問題を解いていきましょう。

　その際、本書は閉じて問題を解いてください。

　たとえば、「この問題はどんな意味があるのかな？」「問題と解答を文字で確認したい」といった場合に、本書であらためて確認していただくような使い方を想定しています。

◆ **ＣＤの使い方**

　２枚のＣＤには、計 360 の問題が収録されています。360 問すべてを一気に解いてしまうのは、脳の瞬発力や集中力、そして体力にも、かなり自信がある人でないと難しいでしょう。

　そこで、１日 15 分ぐらいを目安に、自分の集中力が続くところまでやって、残りは後日にする、という取り組み方をお勧めします。この方法なら、各自の能力に応じて問題を解く量を決められるので、どなたでも取り組みやすいのではないかと思います。

　ですから、今日は何問目までやったのか、どこかにメモを残しておくといいでしょう。

　もしも、問題と解答の間の時間（考える時間）が短いな、と感じた場合には、ＣＤプレーヤーの一時停止ボタンを押して、じっくり時間をとって考えていただいても構いません。

　できれば毎日取り組んでいただけると効果的ですが、週に３～４回程度でも効果が期待できるという研究結果も報告されています。

　なお、最初の 50 問は問題文を２回朗読するなどして、ウォーミングアップ用に難易度を下げてあります。第 51 問からは、いよいよ本番。気合を入れて取り組んでください。

【CD付】篠原教授の ボケない！聞くだけ！「耳脳トレ」 もくじ

歳とともに衰えやすい
　ワーキングメモリ（作業記憶）の力を鍛えよう！ ································ 3

本書とＣＤの使い方 ································ 5

問題文と答え・解説
　第1問〜（Disc ①〈赤いＣＤ〉）································ 8
　第173問〜（Disc ②〈青いＣＤ〉）································ 27

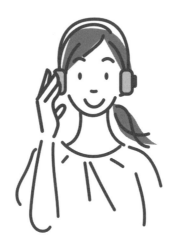

問題文と
答え・解説

	問題文	答え	解説	トラック番号
第1問	よく聞いてください。「ガオー」「ホーホケキョ」「ブウブウ」「ヒヒーン」。ブタは何番目に鳴いたでしょうか。	3番目	少し前に聞いたことを、聞いた順番も含めて思い出す力が求められます。記憶力を鍛える問題です。	Disc① トラック2
第2問	何を売っていますか。	竿竹、石焼き芋、わらびもち	それぞれ「たけや～さおだけ～」「いしや～きいも～」「わらび～もち」と言っています。声を聞き分ける分散的注意力が必要です。	
第3問	今から言う単語を覚えてください。コーヒー、マンション、耳、道路、ビール。飲み物をすべて答えてください。	コーヒー、ビール	5つの単語を覚えて種類を区別し、問いに合わせた答えを引き出します。記憶力と判断力が鍛えられます。	Disc① トラック3
第4問	3人はそれぞれなんと言っているでしょうか。	こうのとり、こうもりがさ、フライパン	それぞれ「こうのとり」「こうもりがさ」「フライパン」と言っています。声を聞き分ける分散的注意力が必要です。	
第5問	22時42分の25分後は何時何分ですか？	23時7分	聞き取った時間を記憶し、さらに時間の計算を瞬時に行う必要があり、覚えておく力と計算力が鍛えられます。	Disc① トラック4
第6問	「楽しい」という言葉から、あなたが連想する場所を1カ所、挙げてください。この問題を解くのが初めてでない場合は、まだ一度も答えていない場所を言ってください。	遊園地、水族館、動物園など	自分が楽しいと思う場所ならどこでも結構です。楽しい場所の名前を思い出す言語能力を鍛える問題です。	
第7問	イヌ、はさみ、電卓、しゃもじ、空。……さて、イヌ、電卓、しゃもじ、空。あと1つはなんと言ったでしょう？	はさみ	後半の問いに答えるために、前半の5つの単語を覚えておく力が必要となる記憶力の問題です。	Disc① トラック5
第8問	ペットボトルを開けるとき、キャップは時計回り？　それとも反時計回り？	反時計回り	ペットボトルを開ける動作はほとんど無意識の領域でしょう。どちらに回していたかを思い出す力が必要です。	
第9問	次の文章の「それ」が指すものを答えてください。「玄関に飾ってある絵は美しい。それは本当だ」	玄関に飾ってある絵は美しい	小学校の国語で習った「こそあど言葉」。指示語の「それ」が指している対象を考える言語能力の問題です。	Disc① トラック6

	問題文	答え	解説	トラック番号
第10問	ペン、学校、本、みかん、にんじん。持ち運べないのは何番目？	2番目	提示された5つの単語を、言われた順番も含めて覚えておく必要があります。記憶力を鍛える問題です。	Disc① トラック6
第11問	3,000円から20％値下げされた商品は何円ですか？	2,400円	計算力を鍛えます。20％は「元の数字を10で割って2をかける」といったパターンで考えるといいでしょう。	Disc① トラック7
第12問	8分を秒で表すと何秒ですか？	480秒	時間を計算する問題です。60進法と九九を組み合わせて考えると、楽に暗算できるでしょう。	
第13問	次の文章の中に隠れている動物は何でしょうか。「うちもそうだが、となりの家も、けっこううるさいと思う」	サイ	注意力を鍛える問題です。言葉を一言も聞きもらさないように、最後まで集中力を持続する必要があります。	Disc① トラック8
第14問	あなたが昨日食べたものを1つ、言ってください。	―	記憶力の中でも、特に思い出す力が必要となる問題です。食卓の映像や味の記憶からたどってもいいでしょう。	
第15問	50.2＋10.2は？	60.4	計算力を鍛えるシンプルな問題ですが、頭の中で小数点以下の数字も計算するのがやや難しいでしょう。	Disc① トラック9
第16問	宇都宮市、水戸市、前橋市、盛岡市。栃木県の県庁所在地は何番目？	1番目	4つの地名を、言われた順番も含めて覚えておく力が必要になります。記憶力を鍛える問題です。	
第17問	太鼓、自動車、手帳、山、コップ。もう一度言います。太鼓、自動車、手帳、山、コップ。では、1番目に言ったのは？	太鼓	複数の単語を聞くと、最初のほうで聞いた言葉を忘れがちです。集中して1つひとつしっかり記憶しましょう。	Disc① トラック10
第18問	「冬」から連想するスポーツを1つ挙げてください。この問題を解くのが初めてでない場合は、まだ一度も答えていないスポーツを言ってください。	スキー、スノーボード、アイススケートなど	たとえば冬季オリンピックの試合の場面を思い出すなど、関連する物事を記憶から取り出して言語化しましょう。	

	問題文	答え	解説	トラック番号
第19問	なんと言っているでしょうか。	国会議事堂で国家予算が審議されている	注意力を最後まで持続してしっかり聞き取ることと、それを一時的に正確に記憶する力も必要です。	Disc① トラック11
第20問	今、どこにいるか答えてください。①海、②駅、③図書館	②駅	解答者であるあなたがいる場所ではなく、問題文のあとに流れてくる音を聞き、その人がいる場所を判断します。	
第21問	次のお話に「の」は何回出てくるでしょうか。「きのうのことです。のきしたでおとがしたのでみてみると、のねずみのおやこがまよいこんでいました」	6回	最後まで一言一句聞きもらさないように集中しながら、さらに「の」を選択して聞き取る注意力が必要です。	Disc① トラック12
第22問	同じように手を叩いてください。	タンタンタタタン、タン、タタタ	聞き取った音のリズムを記憶し、手拍子で再現します。音の情報を手の運動に脳内変換する意味合いもあります。	
第23問	赤色の果物の名前を1つ挙げてください。この問題を解くのが初めてでない場合は、まだ一度も答えていない果物を言ってください。	リンゴ、イチゴ、ラズベリーなど	赤い果物を思い浮かべ、名前を思い出して言語化する問題。2度目以降は過去の答えを思い出す必要もあります。	Disc① トラック13
第24問	イヌ、電話、本、しゃもじ、みかん。3番目に言ったのは？	本	5つの単語を、言われた順番も含めて記憶する力と、それを思い出す力が必要です。	
第25問	次に読む文字から1文字だけ消すとできる単語を答えてください。「は・ち・ら・み・つ」	はちみつ	聞き取った「1文字多い言葉」から、似た響きの単語を連想し、余分な文字を抜いて答えを導き出します。	Disc① トラック14
第26問	今から読む言葉にすべて濁点をつけてくり返してください。「ここはどこ？」	ごごばどご？	すべてに濁点をつけることで、意味のない言葉になりますが、それを考えることで脳が刺激され活性化します。	
第27問	ケーキ屋さんに、200円のマドレーヌ、350円のショートケーキ、580円のモンブランが並んでいます。金額の高い順番に並べてください。	モンブラン、ショートケーキ、マドレーヌ	聞き取った情報を頭の中で記憶し、指示された通りに整理し直す遂行能力が求められる問題です。	Disc① トラック15

	問題文	答え	解説	トラック番号
第28問	グー、パー、チョキ、パー。今言った通りに、ジャンケンの形を指で作ってください。	―	聞き取ったジャンケンの言葉を覚えておく力が必要。それを手の動きで表すため脳の運動野も刺激されます。	Disc ① トラック 15
第29問	次の文章に「パン」は何回出てくるでしょうか。「パンを買いすぎて、カバンがパンでパンパンにふくれてしまった」	4回	紛らわしい言葉を聞き分ける注意力が求められる問題です。解答するまで内容を記憶する必要もあります。	Disc ① トラック 16
第30問	次の3文字を並べ替えて単語を作ってください。「カ・ゲ・ト」	トカゲ	聞き取った3文字を頭の中で並べ替え、正しい単語を連想して導き出す言語能力が求められます。	
第31問	次の生き物の名前をくり返して言ってください。「スベスベマンジュウガニ」「ハダカデバネズミ」	―	耳慣れない言葉を注意深く聞き取り、それを記憶しようとすることで、脳によい刺激が与えられます。	Disc ① トラック 17
第32問	「強い」という言葉から連想される動物を1種類、挙げてください。この問題を解くのが初めてでない場合は、まだ一度も答えていない動物を言ってください。	ゴリラ、ライオン、ゾウなど	ある条件に合致する事物を思い浮かべ、その名前を思い出す言語能力が求められる問題です。	
第33問	「去年の夏のことです。私は島根県へ旅行に行って、出雲大社や石見銀山を見てきました。雪景色がとてもきれいでした」さて、今の話でおかしいところはどこでしょうか。	夏なのに雪景色	相手が話している内容について、社会通念上おかしなところを見つける社会的行動能力が必要な問題です。	Disc ① トラック 18
第34問	今、あなたがこのCDを聞いている場所はどこですか？	―	自分が今どこにいるのか、今日は何年何月何日なのかといった状況を把握する見当識が問われる問題です。	
第35問	次の4つの数字を覚えて、逆から言ってください。「7、5、9、2」	2、9、5、7	聞いた数字を一時的に覚えておいて、条件にしたがって並べ替える遂行能力が必要となる問題です。	Disc ① トラック 19
第36問	ケーキ屋さんに、100円のマドレーヌ、500円のショートケーキ、300円のモンブランが並んでいます。金額の高い順番に並べてください。	ショートケーキ、モンブラン、マドレーヌ	聞いた内容を正確に覚え、覚えた状態を維持しながら、条件にしたがって並べ替える遂行能力が求められます。	

	問題文	答え	解説	トラック番号
第37問	よく聞いてください。さて、何回手を叩いたでしょうか。	7回	手を叩く音が聞こえた瞬間に、どんなリズムで何回叩いたかなどを覚えようとする瞬発力も求められます。	Disc① トラック20
第38問	あなたの周りで「おもしろい」と思う人を思い浮かべ、その人の名前を言ってください。名字だけでも構いません。	―	既存の情報を思い出す見当識の問題です。いなければ「いない」でOK。いるかどうかを考えることが重要です。	
第39問	「さ・し・す・せ・そ」の中から2文字を使って名詞を1つ作ってください。	寿司、しそ、裾など	「さ行」の2文字で構成される単語を記憶の倉庫から探し出し、それを言語化する力が求められる問題です。	Disc① トラック21
第40問	ウサギ、イヌ、アシカ。50音順に並べてください。	アシカ、イヌ、ウサギ	聞いた単語を一時的に覚えておく力と、それをある条件にしたがって並べ替える遂行能力が求められます。	
第41問	お土産でいただいたお菓子は1ダース入りでした。それを、友だち3人に1つずつ配りました。いくつ残ってますか？ 1ダースは12個です。	9個（9コ）	問題文にしたがって頭の中で引き算を行う計算力が必要な問題です。	Disc① トラック22
第42問	あなたの小学校時代のクラスメイトの名前を1人、言ってください。この問題を解くのが初めてでない場合は、まだ一度も答えていない名前を言ってください。	―	記憶力の中でも特に思い出す力が必要。必ず覚えているはずなので、思い出せるまでねばって考えましょう。	
第43問	次の会話を聞いて、どこにいるか答えてください。「いらっしゃいませ。ご用件はなんでしょうか？」「普通預金の口座を開きたいのですが、どのような手続きが必要ですか？」	銀行	会話の内容から、その人の居場所を考える見当識の問題。「普通預金の口座」という言葉から連想します。	Disc① トラック23
第44問	よく聞いてください。カエル、電車、本、しゃもじ。……さて、小さな声で読み上げた言葉はなんでしょうか。	電車	予想外の質問に対応するため、とっさの判断力が求められます。直前に何を聞いたのかを覚えておく力も必要。	
第45問	ここ5日間の天気は、雨、雨、晴れ、雨、晴れ、でした。雨は何日ありましたか？	3日	常に集中して問題文をよく聞き、言葉や内容を記憶することが大切。覚えておけば、答えはすぐに出てきます。	Disc① トラック24

	問題文	答え	解説	トラック番号
第46問	620円の買い物をして500円のお釣りをもらいたかったら、いくら出したらいいですか？	1,120円	コンビニなどでキリのいいお釣りをもらいたいときに行う計算の問題。購入金額のうち、端数が何円かを考えます。	Disc① トラック24
第47問	今、どこにいるか答えてください。①交差点、②山、③病院	①交差点	問題で提示された選択肢と同時に聞こえてくる環境音によって、今、自分がどこにいるのかを判断します。	Disc① トラック25
第48問	歩行者信号機で「横断可能」のときに光るのは上下どっち？	下	ふだん何気なく見ている事物をどれだけ正確に記憶しているか、それを記憶の中から思い出す力が試されます。	
第49問	あさっては何月何日ですか？	—	今日の日付や自分の居場所などを把握する見当識が必要な問題。今日の日付からあさっての日付を割り出します。	Disc① トラック26
第50問	無人島に何か1つ持っていくなら、あなたは何を選びますか？ この問題を解くのが初めてでない場合は、まだ一度も答えていないものを言ってください。	ナイフ、マッチ、水など	特に正解はありませんが、無人島で過ごす際には何が必要かを考え、判断し、選択する力が求められます。	
第51問	トランクに、水筒、着替え、洗面用具、お財布を入れて旅行に行きます。さて、洗面用具の前に言ったものは何でしょうか。	着替え	予想外の質問をされたとき、とっさに何を考えるべきか、何を思い出すべきかを判断する力が求められる問題です。	Disc① トラック28
第52問	あなたが最近、一番最後に買い物したものはなんですか？	—	覚えているはずのごく最近のことを尋ねているため、あきらめずに記憶をたどろうとする効果がある問題です。	
第53問	2つ前の問題、つまり第51問で、洗面用具のあとに言ったものは何でしょうか？	お財布	過去の問題の内容を思い出す必要があり、高度なワーキングメモリの力が求められます。	Disc① トラック29
第54問	パソコンから聞こえるのは何番目の音？	2番目	聞こえてきた音から、それが何かを判断する見当識の力、さらに順番も含めて覚えておく記憶力が必要な問題です。	

※第51問から問題文の朗読が1回になります。

	問題文	答え	解説	トラック番号
第55問	カスタネットは何番目に鳴りましたか？	2番目	4種類の楽器の音を聞き、それが何かを識別するとともに、順番も含めて記憶する力が求められます。	Disc① トラック30
第56問	青色、白色、黒色。墨汁の色は何番目でしたか？	3番目	3種類の色を順番も含めて覚えておきながら、墨汁の色と合致する色がどれかを判断する力も求められます。	
第57問	Fの次のアルファベットを答えてください。	G	ふだん思い出す機会が少ないと思われるアルファベットを、順番も含めて考えるため、脳の言語野が刺激されます。	Disc① トラック31
第58問	なんのスポーツをしているでしょうか？音楽に惑わされないように、よく聞いてください。	ボウリング	音楽とそれ以外の音とを聞き分ける注意力と、音から場所を連想する見当識の力が求められる問題です。	
第59問	再来年の誕生日、あなたは何歳になりますか？	―	自分の誕生日と今年何歳になる（なった）のかを思い出す見当識の力が必要。あとはそれに2を足すだけです。	Disc① トラック32
第60問	次の会話を聞いて、おかしなところを見つけてください。「最近ウォーキングを始めたおかげで、体の調子がとてもいいんです」「それはよかったですね。健康の秘訣を教えてください」	「ウォーキングを始めたおかげで」と言っているのに健康の秘訣を尋ねている	会話内容の矛盾に気づき、何がおかしいのかをきちんと説明できる社会的行動能力が求められる問題です。	
第61問	次の早口言葉を、できるだけ早口で言ってください。「九州空港の高級航空機」	―	覚えるのも早口で言うのも難しい言葉を、間違えずに言おうとすることで、言語能力が鍛えられます。	Disc① トラック33
第62問	100円玉2枚、50円玉3枚をもらいました。あなたは今いくら持っていますか？	350円	聞き取ったコインの枚数を記憶し、それを思い浮かべながら合計金額を暗算する計算力が求められます。	
第63問	今から言う単語を覚えてください。太陽、屋根、やかん、レタス、外野。……「や」がつかなかった単語はいくつありますか？	2つ	5つの単語を正確に覚えるとともに、その中から「や」がつかないものを判別するには、高度な記憶力が必要です。	Disc① トラック34

	問題文	答え	解説	トラック番号
第64問	階段、白菜、メガネ、ウシ、洗濯機。1番目の次の次に言ったのは？	メガネ	「1番目の次の次」という変則的な問いに惑わされず、聞いた言葉を順番通りに思い出す力が求められます。	Disc ① トラック 34
第65問	次の会話を聞いて、おかしなところを見つけてください。「天気予報によれば、あさっては雨が降るみたいですね」「それは残念です。今日は雨が降るんですね」	あさっての話と今日の話が混ざってしまっている	会話の内容のおかしいところに気づき、食い違いをきちんと説明できる社会的行動能力が必要な問題です。	Disc ① トラック 35
第66問	4,750円の買い物をして5,500円のお釣りをもらいたかったら、いくら出したらいいですか？	10,250円	キリのいいお釣りをもらいたいとき、端数をいくら加えて支払えばいいかを計算する力が求められます。	
第67問	今から読む文章から濁点を取ってくり返してください。「こくごのじゅぎょう」	こくこのしゅきょう	濁点を取ると意味のない言葉になりますが、それを考えて発音することで、脳によい刺激が与えられます。	Disc ① トラック 36
第68問	今は「春夏秋冬」の、どの季節ですか？	——	あなたがこのCDを聞いている今現在の季節を答えます。日頃から季節を意識することで、見当識が保たれます。	
第69問	3日間を時間で表すと何時間ですか？	72時間	「24時間×3日」という単純な掛け算ですが、とっさに暗算するのは意外と難しく、計算力が求められます。	Disc ① トラック 37
第70問	あなたが好きな映画のタイトルを答えてください。この問題を解くのが初めてでない場合は、まだ一度も答えていないタイトルを言ってください。	——	なんの映画かがわかれば、タイトルは多少不正確でも構いません。なければ「ない」と答えるのが正解です。	
第71問	ある朝、犬の太郎が、猿の次郎、猫の三郎と一緒に散歩をしていると、森の中で人間の男の子と出会いました。男の子は、これから旅に出るのだと言います。太郎たちが旅のお供をしてあげると言うと、男の子はお礼にみたらし団子をくれました。──さて、太郎たちが男の子と出会った場所はどこでしょうか。	森の中	物語の内容を細部まで注意深く聞いて、さらにそれを正確に記憶する力が必要です。覚える要素が多い難問です。	Disc ① トラック 38
第72問	「アニョハセヨ」「ハロー」「こんにちは」何種類の言語が聞こえましたか？	3種類	同時に発声された複数の言葉を聞き分ける高度な注意力、そして集中力も必要。難易度の高い問題です。	

	問題文	答え	解説	トラック番号
第73問	あなたの住んでいる地域の「ここがいい」と思っている長所を1つ教えてください。この問題を解くのが初めてでない場合は、まだ一度も答えていない長所を言ってください。	静か、近くのスーパーが安いなど	問題文の内容を理解し、最適な答えを言語化する言語能力が必要。日頃の観察力も問われる問題だといえます。	Disc① トラック39
第74問	あなたの住所の郵便番号を教えてください。	―	7桁の郵便番号は意外に覚えにくく、思い出すのが難しいときもあります。しっかりした見当識が求められます。	
第75問	72の中に4はいくつ入っていますか？	18	単純な割り算ですが、とっさに暗算で答えるのは難しいもの。40と32で分けるなど計算しやすい方法を考えましょう。	Disc① トラック40
第76問	あなたが6歳のとき、西暦何年でしたか？	―	生まれ年を「昭和」で覚えている方は、それを西暦に置き換えてから計算します。これも見当識が必要な問題です。	
第77問	100から7を8回引くと、いくつになりますか？	44	九九と引き算で解ける単純な問題ですが、計算力と、出題された数字を覚えておく記憶力の両方が必要となります。	Disc① トラック41
第78問	次の4つの数字を覚えて、小さい順に並べ替えてください。「5、9、1、3」	1、3、5、9	数字を聞き取って覚えたうえで、提示された条件にしたがって並べ替える遂行能力が求められる問題です。	
第79問	今、何に乗っているか答えてください。①自転車、②飛行機、③自動車	③自動車	音を聞いてどこにいるのかを考える見当識の問題ですが、先に提示される選択肢を覚えておく記憶力も必要です。	Disc① トラック42
第80問	よく覚えてください。1番はA、2番はB、3番はC、とします。1番2番3番の順に言うと、ABCですね。では、3番1番2番の順に言うとどうなるでしょうか。	CAB	番号とアルファベットの組み合わせを記憶し、提示された条件にしたがって並べ替える遂行能力が求められます。	
第81問	シーソー、ソーラー、ターキー。同じ言葉を、長く伸ばさないでくり返してください。	シソ、ソラ、タキ	長音を抜くと元の言葉とは別の意味になります。これを頭の中で混乱せずに行うには、言語能力が必要です。	Disc① トラック43

	問題文	答え	解説	トラック番号
第82問	今年の干支はなんですか？	―	干支を思い出すのも、今日の日付や現在の居場所等を把握するのと同じく、見当識が求められます。	Disc① トラック43
第83問	なんでもいいので、「き」から始まる言葉を3つ、挙げてください。	きのこ、きなこ、キツネ、きく、きかいなど	与えられた文字から始まる事物を思い浮かべ、その呼び方を記憶の倉庫から取り出して言語化する問題です。	Disc① トラック44
第84問	計算してください。8＋7－3は？	12	簡単な計算ですが、音声で聞いた数式を、脳内で思い浮かべて処理しなければいけないところに難しさがあります。	
第85問	135の中に6はいくつ入っていますか？	22	135を120と15に分ければ、6がいくつ入っているかを簡単に計算することができます。	Disc① トラック45
第86問	次の地名をくり返してください。	アウアウ海峡、キラーイ温泉、オカタイナ湖	聞き慣れない地名を覚えるには、集中力と記憶力が必要。声に出して復唱することで脳が大いに刺激されます。	
第87問	3を3回かけるといくつになりますか？	27	計算そのものは九九の範囲で難しくありませんが、問題を耳で聞いて数式を正しく思い浮かべることが大事です。	Disc① トラック46
第88問	2種類の音を同時に流します。それぞれ、なんの音でしょうか。	風鈴と下駄	2種類それぞれの音色を識別し、記憶の中にある音と照合して答えを導き出します。これも見当識が必要な問題です。	
第89問	あなたの周りで「頭がいいな」と思う人を思い浮かべ、その人の名前を言ってください。名字だけでも構いません。	―	誰が頭がよかったかなと考え、名前を思い出そうとすることが大事です。思いつかなくても問題ありません。	Disc① トラック47
第90問	昭和は何年までありましたか？	64年	元号が平成に変わったとき、昭和が何年で終わったかを記憶した人も多いはず。古い記憶を呼び起こす問題です。	

	問題文	答え	解説	トラック番号
第91問	今日は西暦何年何月何日ですか？	―	見当識の典型的な問題です。日頃から、今日が何年何月何日かを意識して過ごすことが大事です。	Disc① トラック48
第92問	今から読む言葉の中にいる動物を見つけてください。「仕事には大きなカバンを持っていく」	カバ	言葉の意味ではなく「音」に注意を向けて、どんな動物の名前が入っているのかを聞き分けるようにします。	
第93問	6年前のあなたの誕生日は西暦何年何月何日ですか？	―	まず今年が西暦何年であるかを見当識で思い出し、6を引いたあとで、自分の誕生日を付け加えましょう。	Disc① トラック49
第94問	リュックサックに、水筒、着替え、洗面用具、お財布を入れて旅行に行きます。さて、荷物は何に入れたでしょうか。	リュックサック	リュックサックに入れたものが問われると予想しがちですが、裏をかかれても対応できるよう問題に集中しましょう。	
第95問	イヌ、はさみ、パソコン、家、ハサミムシ。……イヌ、パソコン、家、ハサミムシ。あと1つは？	はさみ	後半で何を問われるかわからないので、前半で聞いた5つの単語をしっかり記憶し、柔軟に対応することが大事。	Disc① トラック50
第96問	神社の階段は全部で132段あります。83段上ったら、残りは何段ですか？	49段	引き算の問題ですが、文中の数字を記憶して暗算するためには、集中力を高めて問題を聞く必要があります。	
第97問	今から読む言葉の中にいる動物を見つけてください。「アップルパイにはやきりんごを使う」	キリン	言葉の意味に気を取られず、音に集中して、紛れ込んでいる動物の名前を見つける言語能力が必要な問題です。	Disc① トラック51
第98問	3種類の音を流しますので、よく聞いてください。……さて、鈴の音は何回鳴ったでしょうか。	4回	音の種類に注意が向きがちですが、鳴った回数という予想外の問いにも対応できる判断力が求められます。	
第99問	なんと言っていますか。	夜21時までは通行禁止です	工事の騒音の中から人間の声を聞き分ける分散的注意力が必要となる問題です。	Disc① トラック52

	問題文	答え	解説	トラック番号
第100問	125ページまで読んでいた本を、今日は16ページ読みました。今、何ページ？	141ページ	読まれた文の内容から、足し算の問題であることを判断するとともに、数字を正確に覚えて計算する力が必要です。	Disc① トラック52
第101問	カラスは何回鳴いたでしょうか。	4回	複数の動物の鳴き声が同時に流れる中、先に指定された音を聞き取る分散的注意力が求められる問題です。	Disc① トラック53
第102問	オオカミ、トラ、ライオン、ウマ、ヒョウ。最初に言った動物はなんでしたか？	オオカミ	どうしても後半で聞いた言葉のほうが強く印象に残りがちなので、初めから集中して覚えようとすることが大事です。	
第103問	ホチキス、お米、バナナ、飛行機、イス。最後の1つ前に言ったのは？	飛行機	5つの単語を、言われた順番も含めて覚えておく力と、それを正確に思い出す力が必要です。	Disc① トラック54
第104問	何でもいいので、「や・ゆ・よ」から始まる単語をそれぞれ1つずつ挙げてください。	野菜、夕食、ヨガなど	与えられた課題にしたがって、記憶の中から言葉を探し出すことで、脳の言語野が刺激されます。	
第105問	眉毛、鼻毛、ひげ、まつ毛。3番目に言ったのは？	ひげ	紛らわしい言葉が並んでいて、覚えたつもりでも順番などを間違う可能性があるので、よく注意しましょう。	Disc① トラック55
第106問	警察署、病院、郵便局。財布を落としたときに届け出るのはどこ？	警察署	一般常識を問う見当識の問題です。うっかり間違えないように、しっかりと記憶を呼び起こしましょう。	
第107問	読み上げる数字をすべて足していってください。「4・3・3・8・2・5」答えは？	25	6つの数字を足さなければならないため、計算力はもちろん、正しく聞き取る注意力と記憶力も必要となる問題。	Disc① トラック56
第108問	平成は何年までありましたか？	31年	平成最後の年の5月1日に元号が令和に変わりました。そのとき平成何年だったかを思い出す記憶力の問題です。	

	問題文	答え	解説	トラック番号
第109問	ツルが4羽、カメが2匹、足の数は合わせて何本？	16本	計算力の問題ですが、掛け算と足し算の両方を頭の中で考えなければならない分、難易度が上がっています。	Disc①トラック57
第110問	次の文章の中に隠れている動物は何でしょうか。「家では元気に騒ぐが、学校で静かにしている」	カニ	動物とは無関係の文ですが、文意に引っ張られず、よく注意して音に含まれている名前を聞き取りましょう。	
第111問	3種類の鳥の名前を答えてください。「ホーホケキョ」「チュンチュン」「クーポッポー」	ウグイス、スズメ、ハト	どの鳥の鳴き声も聞いたことがあるはず。数回聞こえている間に、よく注意して1つひとつ聞き分けましょう。	Disc①トラック58
第112問	カブトムシの足の本数からネコの足の本数を引くと？	2	計算そのものは簡単ですが、昆虫と動物の足の本数はそれぞれ何本かという一般常識も問われています。	
第113問	次の文章の「そこ」が指すものを答えてください。「会社の近くに喫茶店があるから、そこでひと休みしよう」	喫茶店	指示語、いわゆる「こそあど言葉」が何を指しているのかを考える国語の問題。言語能力が求められます。	Disc①トラック59
第114問	反対からくり返してください。「しんごうき」	きうごんし	文字を目で見ながらだと簡単に答えられますが、頭の中で言葉を逆に読むには高い言語能力が必要となります。	
第115問	なんのスポーツをしているでしょうか？音楽に惑わされないように、よく聞いてください。	卓球	音楽の音とスポーツの音とを聞き分ける注意力と、その音から何をしているかを連想する見当識が求められます。	Disc①トラック60
第116問	今から読み上げる単語を、できるだけ覚えてください。自転車、バナナ、腕時計、マスク、飛行機、バラ、ストーブ、ホトトギス。……では、思い出せるだけ挙げてください。	自転車、バナナ、腕時計、マスク、飛行機、バラ、ストーブ、ホトトギス	最初は答えられなくても構いません。2度目3度目と覚えられる数が増え、能力の高まりが実感できるはずです。	
第117問	3人はそれぞれなんと言っているでしょうか。	アメリカ、野球、新聞	3人が同時に話しているのをすべて聞き分けるには、高度な分散的注意力が必要です。集中して臨みましょう。	Disc①トラック61

	問題文	答え	解説	トラック番号
第118問	今から読み上げる単語を、できるだけ覚えてください。山、ピアノ、牛乳、ゴルフ、氷、コオロギ、もみじ、手紙。……では、思い出せるだけ挙げてください。	山、ピアノ、牛乳、ゴルフ、氷、コオロギ、もみじ、手紙	最初はゼロでも1個でも気にしないように。2度3度挑戦するうちに、だんだん記憶できる数が増えていくでしょう。	Disc① トラック61
第119問	これから言うものを、小さい順に並べてください。キリン、ヒト、ネズミ。	ネズミ、ヒト、キリン	聞いた単語を与えられた条件にしたがって並べ替える遂行能力が必要です。それぞれの姿形をイメージしましょう。	Disc① トラック62
第120問	2,000円の2割引きと1,700円の1割引きなら、どちらが安いでしょうか。	1,700円の1割引き	やや複雑な計算問題ですが、ゼロを1つ取れば1割。2割は1割の2倍と考えれば計算しやすくなります。	
第121問	次の文章の「それ」が指すものを答えてください。「玄関に絵が飾ってある。それは私が描いた」	絵	文中の「こそあど言葉（指示語）」が何を指しているのかを考える国語の問題。言語能力が求められます。	Disc① トラック63
第122問	（バイオリンの音、トランペットの音、カスタネットの音、小太鼓の音、オルガンの音）。最初に鳴ったのはバイオリンでしたか？	はい（バイオリンです）	最初に聞いた音は、後に行くほど印象が薄れがちです。しっかり集中してすべての音を覚えるようにしましょう。	
第123問	なんと言っているでしょうか。	ホップ・ステップ・ジャンピング	3倍速の音声は、よほど注意して聞かなければ聞き取れません。集中力を高めて臨む必要があります。	Disc① トラック64
第124問	洋子さんは昨日、黒い帽子をかぶって、白いブラウスに黒いスカート、茶色の靴をはいていました。さて、スカートの色は何色だったでしょうか。	黒	情報量が多く、言葉として覚えるのは困難でしょう。その色の服を着ている姿を映像として思い浮かべるのがコツ。	
第125問	たこ焼き、スマートフォン、ソーセージ、ぎんなん。……さて、今、いくつの言葉が出てきたでしょうか。	4つ	ここまで、単語の名前や順番を覚えようとするクセがついているでしょう。その裏をかく判断力が必要な問題です。	Disc① トラック65
第126問	600秒は、何分ですか？	10分	少し考えれば簡単な問題ですが、とっさに聞かれると、どう計算すればいいか迷うことも。冷静な判断も必要。	

	問題文	答え	解説	トラック番号
第127問	次の早口言葉を、できるだけ早口で言ってください。「マグマ大使のママはママ マグマ大使」	—	早口言葉を処理する言語能力に加え、声に出すこと、耳で聞くことも含めて、脳が大いに刺激されます。	Disc①トラック66
第128問	ネコ、電車、本、モモンガ、スマトラトラ。4番目に言ったのは？	モモンガ	5つの単語を順番も含めて覚える力が必要。最後のスマトラトラの印象が強いので、意識を引っ張られないように。	
第129問	洋子さんは昨日、黒い帽子をかぶって、水色のブラウスに赤いスカート、黒い靴をはいていました。さて、ブラウスの色は何色だったでしょうか。	水色	情報量が多く、言葉として覚えるのは難しいので、その服を着ている女性の姿を思い浮かべるのがコツ。	Disc①トラック67
第130問	あなたの6歳年下の人は今何歳ですか？	—	見当識で現在の自分の年齢を正確に思い出すことができれば、あとは簡単な引き算の問題です。	
第131問	72÷9は？	8	九九の応用で解ける計算問題ですが、音声を聞いて考えるところに難しさがあり、脳の活性化につながります。	Disc①トラック68
第132問	100から9を5回引くと、いくつになりますか？	55	出題通りに100から9を5回引くのではなく、100から45を引くと考えれば、より簡単に解ける計算問題です。	
第133問	32個入りのお菓子を7人で同じ数ずつ分けます。何個残りますか。	4個	九九の応用問題です。32に近い7の倍数を思い浮かべ、それを32から引けば、いくつ残るのかがわかります。	Disc①トラック69
第134問	①初詣、②運動会、③成人式のうち、今日はどのイベントに来ているでしょうか。	②運動会	鳴っている音から、どんなイベントが行われている場所なのかを判断する見当識が問われる問題です。	
第135問	「1・3・6・2・3・5」。今、2回言った数字はなんですか？	3	意味のある単語に比べて、無機質な数字はやや覚えにくいともいえます。脳内で復唱して答えを探しましょう。	Disc①トラック70

	問題文	答え	解説	トラック番号
第136問	「秋の味覚」を2つ挙げてください。	くり、さつまいもなど	秋の味覚であれば、答えは何でも構いません。秋の食材・料理とその名前を思い出す言語能力の問題です。	Disc① トラック70
第137問	次の文字を並べ替えて鳥の名前にしてください。「ズ・メ・ス」	スズメ	与えられた文字を脳内で並べ替えて、意味のある言葉を組み立てる言語能力が必要となる問題です。	Disc① トラック71
第138問	次の早口言葉を、できるだけ早口で言ってください。「カピバラカッパをかっさらう」	―	早口言葉をできるだけ早く言おうとすることによって、脳が刺激され、頭の回転が速くなる効果があります。	
第139問	あなたが7歳だったのは何年前ですか？	―	自分の年齢を素早く正確に思い出せる見当識の力が必要です。年齢さえ思い出せば、あとは簡単な引き算です。	Disc① トラック72
第140問	日本の国旗と中国の国旗。どちらにも使われている色は？	赤	日本の国旗は当然、中国の国旗も過去に見たことがあるはず。国旗を思い出せたら答えはすぐにわかるでしょう。	
第141問	次の会話を聞いて、おかしなところを見つけてください。「天気予報によれば、あさっては雨が降るみたいですね」「それは残念です。おそらく、あさっても雨ですね」	「あさっては雨」という同じ話を被せてしまっている	会話の矛盾点を見つけられる社会的行動能力が求められます。返事をしている側が、同じことを話しています。	Disc① トラック73
第142問	トラ、ライオン、オオカミ、ヒョウ、ウマ。3番目の動物はなんでしたか？	オオカミ	5つの単語を順番も含めて記憶する問題。名前と順番を同時に覚えようとすることで、脳に刺激が与えられます。	
第143問	英単語の意味を答えましょう。「Frog」	カエル	日頃あまり使わないと思われる英単語の意味を思い出そうとすることで、脳が刺激され活性化します。	Disc① トラック74
第144問	Pの次のアルファベットを答えてください。	Q	アルファベットの、特に後半の並び順を思い出す機会は少ないと思われるので、脳の活性化につながります。	

	問題文	答え	解説	トラック番号
第145問	54÷6は？	9	九九を応用して解ける割り算ですが、とっさに頭の中で考えるのは難しいはず。計算力が鍛えられます。	Disc ① トラック 75
第146問	あなたの誕生月の翌々月は何月ですか？	—	自分の誕生日を思い出す見当識の問題です。誕生月がわかれば、翌々月もすぐにわかるはずです。	
第147問	エジプト、アメリカ、ウクライナ。50音順に並べてください。	アメリカ、ウクライナ、エジプト	国名を記憶したうえで、与えられた条件にしたがって並べ替える遂行能力も求められる問題です。	Disc ① トラック 76
第148問	今からちょうど2カ月前は、何月何日ですか？	—	今日が何月何日かを把握する見当識が問われる問題です。今日の日付がわかれば2カ月前の日付もわかるはずです。	
第149問	お正月に用意するものを3つ、挙げてください。	門松、しめ飾り、鏡餅など	一般的にお正月に用意するものであれば、答えは何でもOKです。みなさんの地元独特のものでも構いません。	Disc ① トラック 77
第150問	8月3日が日曜日の場合、次の日曜日は8月何日ですか？	10日	単純な計算問題ですが、音声で聞くとどう計算するのか迷う可能性も。迷うこと自体、脳への刺激になります。	
第151問	イヌ、はさみ、パソコン、家、ハサミムシ。……イヌ、はさみ、家、ハサミムシ。あと1つは？	パソコン	1つ抜かれたものを思い出すには、5つの単語を正確に記憶する必要があり、脳への負担がよい刺激になります。	Disc ① トラック 78
第152問	職場まで25分かかります。9時15分に到着するには何時何分までに出たらいいですか？	8時50分	所要時間と到着時間から出発時間を逆算する問題。聞き取った時間から正確に計算する力が求められます。	
第153問	何種類の楽器が鳴りましたか？	4種類（トランペット、タンバリン、リコーダー、ハープ）	音色を判別しながら、どんな楽器がどれだけ鳴ったかをしっかり覚えておく力が求められる問題です。	Disc ① トラック 79

	問題文	答え	解説	トラック番号
第154問	歩行者信号機で「横断禁止」のときに光るのは上下どっち？	上	ふだん何気なく見ているものを正確に覚えているかどうか、またそれを記憶の奥から思い出す力が試されます。	Disc ① トラック 79
第155問	ひな祭りに飾る、3色のひしもちの色を3つとも答えてください。	ピンク、白、緑	過去に見たことがあるはずのものについて、その色や形を記憶の奥から掘り起こせるかどうかを問う問題です。	Disc ① トラック 80
第156問	今から読む言葉にすべて濁点をつけて、くり返してください。「母と父」	ばばどぢぢ	濁点をつけることによって意味がない言葉になるので、それを正確に答えるには言語能力が必要になります。	
第157問	バスに13人乗っています。4人降りて、6人乗ってきて、次に3人降りました。今、乗客は何人？	12人	引き算と足し算を交互に行わなければならず、聞いているうちに混乱する可能性もあるため、集中力も必要です。	Disc ① トラック 81
第158問	今から読む文章から濁点を取って、くり返してください。「えがおがすてきだ」	えかおかすてきた	濁点を取ると意味のない言葉になりますが、それを考えて発音することで、脳に刺激が与えられ、活性化します。	
第159問	カスタネットは何回鳴るでしょうか。	3回	同時に流れる複数の楽器の音の中から、カスタネットの音を聞き分ける分散的注意力が求められる問題です。	Disc ① トラック 82
第160問	「ら」で終わる名詞を2つ挙げてください。	カメラ、油 など	最後に「ら」のつく言葉なら何でも構いません。脳内の言葉の倉庫から探し出そうとすることで、脳が活性化します。	
第161問	今から言う単語を覚えてください。電卓、ノート、ライオン、お皿、窓。……電卓、ノート、ライオン、お皿。あと1つは？	窓	どの言葉が足りないのかを思い出すためには、まず5つの単語を正確に「覚えておく」ことが求められます。	Disc ① トラック 83
第162問	120円の大根を1本、150円のキャベツを1玉、80円のトマトを3個買いました。合計はいくら？	510円	足し算と掛け算を組み合わせた少し複雑な計算です。難しい暗算をすることで、脳によい刺激が与えられます。	

	問題文	答え	解説	トラック番号
第163問	大阪、札幌、福岡。東から順に並べ替えてください。	札幌、大阪、福岡	3つの地名を覚えておく力と、それをある条件にしたがって並べ替える遂行能力が必要になります。	Disc ① トラック 84
第164問	5時13分発の電車に乗ります。家から駅までは10分かかります。何時何分までに家を出たらいいでしょうか。	5時3分	到着時間と所要時間から、出発時間を逆算します。駅に着いてから電車のホームまでの時間は無視してください。	
第165問	反対からくり返してください。「またあした」	たしあたま	聞いた言葉を逆からどう読むかについて考える言語能力が求められます。	Disc ① トラック 85
第166問	昨日の今ぐらいの時間、あなたは何をしていましたか？	―	自分が何をしていたのか、覚えているはずだという思いがあり、思い出すまで頑張る気持ちが脳を刺激します。	
第167問	日付が変わる33秒前です。何時何分何秒ですか？	11時（または23時）59分27秒	日付が変わる時間をまず思い出し、その33秒前を計算します。時計を見ずに考えることで、脳が活性化します。	Disc ① トラック 86
第168問	よく覚えてください。1番はA、2番はB、3番はC、とします。1番2番3番の順に言うと、ＡＢＣですね。では、2番3番1番の順に言うとどうなるでしょうか。	ＢＣＡ	番号とアルファベットの組み合わせを記憶し、提示された条件にしたがって並べ替える遂行能力が求められます。	
第169問	同じように手を叩いてください。	タタタン、タタタン、タン（うん）タタタ、タンタン	やや複雑なリズムの手拍子をよく聞いて記憶し、それを再現するために思い出す力が必要な問題です。	Disc ① トラック 87
第170問	次の早口言葉を、できるだけ早口で言ってください。「アンドロメダ座だぞ」	―	早口言葉を言うために脳の処理速度が上がり、発音して自分の耳で聞くことにより、脳が活性化されます。	
第171問	100から6を4回引くと、いくつになりますか？	76	出題通りに100から6を4回引くのではなく、100から24を引くと考えれば、より簡単に解ける計算問題です。	Disc ① トラック 88

	問題文	答え	解説	トラック番号
第172問	なんでもいいので、「な」から始まる単語を3つ、挙げてください。	なめこ、なすび、なし、なめくじなど	「な」という音から始まる単語を、脳内の記憶の倉庫から検索して思い出す言語能力が求められます。	Disc①トラック88
第173問	なんと言っているでしょうか。	シンデレラはガラスの靴を片方落としてしまった	速く発音される言葉を聞き取るには、注意力を高めるとともに、脳の処理スピードも上げる必要があります。	Disc②トラック1
第174問	(リコーダーの音、小太鼓の音、トランペットの音、ハープの音、タンバリンの音)。小太鼓は鳴りましたか？	はい（鳴りました）	同時に流れる複数の楽器の音をよく聞き、何と何の音が鳴ったかを正確に記憶する力が求められます。	
第175問	時給900円のお店で3時間働きました。給料はいくらになりますか？	2,700円	シンプルな掛け算の問題です。難しい計算ではありませんが、時給や時間を聞き間違えないよう注意してください。	Disc②トラック2
第176問	今から言う文章をくり返してください。	かけっこでコケかけた過去	やや言いにくい言葉を正確に記憶する力と、それを脳内で処理して発音する言語能力が求められる問題です。	
第177問	英単語の意味を答えましょう。「School」	学校	英単語の意味を思い出す言語能力が求められます。簡単な単語でも、思い出そうとすることで脳が刺激されます。	Disc②トラック3
第178問	これから生き物の名前を言いますので、足の数が多い順に並べてください。イヌ、ヒト、カブトムシ。	カブトムシ、イヌ、ヒト	生き物の足の本数を思い出すとともに、与えられた条件にしたがって並べ替える遂行能力が求められます。	
第179問	あなたの家から一番近いバス停まで、徒歩でだいたい何分かかりますか？	―	問題文に「だいたい」という言葉があることで、その場で頭を働かせて考えようとする効果が生まれます。	Disc②トラック4
第180問	あなたの電話番号を教えてください。	―	誕生日等を思い出すのと同じく見当識が必要な問題。自分の電話番号は忘れがちなので、脳が刺激されます。	

※第173問からDisc②（青いＣＤ）に移ります。

	問題文	答え	解説	トラック番号
第181問	6.5−4.4は？	2.1	計算力が必要な問題です。小数点以下の数字がある暗算はやや難しく、脳の活性化につながります。	Disc②トラック5
第182問	よく覚えてください。〇はイヌ、△はヘビ、×はネコ、とします。〇△×はイヌヘビネコですね。では、△×〇は何でしょうか。	ヘビネコイヌ	記号と動物の名前を結びつけて覚える記憶力、それを与えられた条件で並べ替える遂行能力が求められます。	
第183問	今、どこにいるか答えてください。①お寺、②駅、③学校	①お寺	見当識で答える問題です。お寺の鐘の音を聞いて、お寺の風景を想像しましょう。	Disc②トラック6
第184問	読み上げる数字をすべて足していってください。「5・11・4・10・12」。合計は？	42	計算力が求められる問題。5つの数字を暗算で足していくのは、やや難易度が高いといえます。	
第185問	次のお話に「き」は何回出てくるでしょうか。「きのうのゆうがたのことです。のきしたでおとがしたのでみてみると、キツネが1ぴきまよいこんでいました」。	4回	「き」の音に集中する選択的注意力と、最後までよく聞く注意の持続力が必要となる問題です。	Disc②トラック7
第186問	「長くて暗い廊下」の反対はどんな廊下？	短くて明るい廊下	とっさに言葉の意味を理解し、その反対の意味の言葉を思い浮かべる言語能力が試される問題です。	
第187問	洗濯機の音は何番目？	3番目（シャワーの音、掃除機の音、洗濯機の音）	日常生活で耳にする音から、それが何であるかを判断する見当識が求められます。	Disc②トラック8
第188問	今、どこにいるか答えてください。①スーパーマーケット、②海、③ガソリンスタンド	②海	聞いたことがある音から場所を特定する見当識の問題です。波の音を聞いて海辺の音を想像できたでしょうか。	
第189問	（リコーダーの音、バイオリンの音、ハープの音、タンバリンの音、小太鼓の音）。ピアノは鳴りましたか？	鳴っていない（いいえ）	どんな音が鳴ったかを覚える記憶力の問題。鳴っていない音を尋ねられる予想外の質問への対応力も必要。	Disc②トラック9

	問題文	答え	解説	トラック番号
第190問	元旦の4日前は何月何日ですか？	12月28日	元旦とは1月1日の朝を示す言葉。月をまたいでさかのぼるため、12月が何日あったかを考えに入れる必要があります。	Disc②トラック9
第191問	13時に家を出る予定です。今の時刻は12時25分。用意する時間は何分ありますか？	35分	出発予定時間と現在の時間から、残された時間を計算します。時計の針を思い浮かべるとわかりやすいでしょう。	Disc②トラック10
第192問	「小さくて汚い文字」の反対はどんな文字？	大きくてきれいな文字	言われた言葉の意味を瞬時に理解し、その反対の意味の言葉を思い浮かべる言語能力の問題です。	
第193問	今日の3日前は西暦何年何月何日ですか？	―	今日が何年何月何日かを把握する見当識の問題です。今日がわかれば3日前もすぐにわかるはずです。	Disc②トラック11
第194問	桃太郎、金太郎、かぐや姫、浦島太郎、一寸法師。クマとすもうをとったのは何番目？	2番目	子供の頃に多くの人が読んだ日本の昔話を思い出す問題。物語や歌を思い出すのも脳にいい刺激になります。	
第195問	次の文章に隠れている野菜は何でしょうか。「ヒロミさんは高校時代、テニスに情熱を燃やした」	モヤシ	野菜の名前は最後のほうに出てくるので、問題を読み終わるまで注意力を持続することが求められます。	Disc②トラック12
第196問	先日、私は友人3人と一緒に、公園でピクニックを楽しみました。それぞれお弁当を持ち寄って、おしゃべりをしながら食べました。外でする食事はとても美味しく、気分もよかったので、また行きたいと思います。――さて、ピクニックには何人で行ったでしょうか。	4人	長めのストーリーで要素が多いため、最初に聞いた人数を思い出すのが難しく、記憶力が求められる問題です。	
第197問	100から7を3回引くと、いくつになりますか？	79	出題通りに100から7を3回引くのではなく、100から21を引くと考えれば、より簡単に解ける計算問題です。	Disc②トラック13
第198問	次の文字を並べ替えて動物の名前にしてください。「ヌ・タ・キ」	タヌキ	与えられた文字で構成される動物名を思い浮かべる言語能力、また連想力が求められる問題です。	

	問題文	答え	解説	トラック番号
第199問	ヒヒーン（ウマ）、めえ〜（ヒツジ）、グワグワッ（カエル）、カアカア（カラス）、ミーンミン（セミ）。ゾウは鳴きましたか？	鳴いていない（いいえ）	どんな鳴き声が聞こえたかを覚える記憶力の問題。鳴いていないものを尋ねられる予想外の質問への対応力も必要。	Disc② トラック14
第200問	「ん」で終わる名詞を2つ挙げてください。	やかん、プリンなど	最後に「ん」のつく言葉なら何でも構いません。脳内の言葉の倉庫から探し出そうとすることで、脳が活性化します。	
第201問	次の文章に隠れている食べ物は何でしょうか。「天気がいいので、布団につくダニを退治した」	つくだ煮	食べ物の名前が「つく」と「ダニ」の2つの言葉にまたがっており、注意を傾けてしっかり聞く必要がある問題です。	Disc② トラック15
第202問	今から流れる音楽に合わせて、「兎追いしかの山」と歌ってください。	―	子供の頃に誰でも歌った歌を思い出し、メロディーに乗せて声に出して歌うことで脳が活性化します。	
第203問	エレベーターに8人が乗りました。2階で1人、3階で2人降りました。今は何人ですか？	5人	シンプルな引き算の問題です。エレベーターの場面を思い浮かべることで、脳が活性化する効果があります。	Disc② トラック16
第204問	11月2日が木曜日の場合、次の水曜日は11月何日ですか？	8日	1週間後ではなく、その1日前の日にちとしたところに、よく注意する必要があります。	
第205問	木魚、鏡、イス、風鈴、布団。人の姿や物の形を映し見る道具はどれ？	鏡	提示された5つのものを覚えておいて、その特徴や用途から、問われたものを思い出す記憶力の問題です。	Disc② トラック17
第206問	今から流れる音楽に合わせて、「やねよりたかいこいのぼり」と歌ってください。	―	子供の頃に誰でも歌った歌を思い出し、それを声に出して歌うことで脳が刺激を受け、活性化します。	
第207問	中学校のときの担任の先生の名前を1人、答えてください。名字だけでも構いません。	―	覚えていなくても、思い出そうとすることで脳が活性化します。思い出して懐かしむのもいい刺激になります。	Disc② トラック18

	問題文	答え	解説	トラック番号
第208問	今、どこにいるか答えてください。①駅、②神社、③遊園地	②神社	音の情報から今いる場所を特定できる見当識が必要な問題。選択肢を覚えておく記憶力も鍛えられます。	Disc② トラック18
第209問	今から言う言葉の反対語をそれぞれ言ってください。「苦手」「賛成」	得意、反対	提示された言葉の反対語を考える言語能力が求められる問題です。2つの言葉を出題して難易度を高めています。	Disc② トラック19
第210問	学校、本、ペン、リンゴ、机。果物は何番目？	4番目	ものの名前を5つ提示したうえで、果物という分類で質問したところに難しさがあります。高度な記憶力が必要です。	
第211問	次の会話を聞いて、おかしなところを見つけてください。「最近ウォーキングを始めたおかげで、体の調子がとてもいいんです」「それはよかったですね。ジョギングは体にいいですからね」	ウォーキングとジョギングを聞き間違えている	会話の中の矛盾や間違いを見つける社会的行動能力が試される問題です。	Disc② トラック20
第212問	税抜き1,000円の商品が3割引でした。税込みで何円払いますか？ 消費税は10%で計算してください。	770円	まず税抜きで3割引いた値段を計算し、それに10%の消費税を加えて答えを出します。日常生活に応用できる問題。	
第213問	次の文章に隠れている果物は何でしょうか。「海が好きなので、一度でいいから潜水艦に乗ってみたい」	スイカ	潜水艦という言葉の中に果物の名前が含まれているため、聞き逃さないように注意力を高める必要があります。	Disc② トラック21
第214問	88の中に7はいくつ入っていますか？	12	割り算の問題ですが、88から70を引いて、残りの18に7がいくつ入るかを考えるなど、解き方を工夫するのも大事。	
第215問	次の文章の中に隠れている動物は何でしょうか。「家では騒いでいるが、学校の教室ではおとなしい」	ウシ	教室という言葉の中に動物の名前が含まれているため、聞き逃さないように注意力を高めることが大事です。	Disc② トラック22
第216問	あなたが一番楽しく過ごせる場所はどこですか？ この問題を解くのが初めてでない場合は、まだ一度も答えていない場所を言ってください。	―	楽しく過ごせる場所とは、楽しかった思い出がある場所でもあり、それを思い出すことで前頭葉が刺激されます。	

	問題文	答え	解説	トラック番号
第217問	めえ〜（ヒツジ）、パオーン（ゾウ）、ガオー（ライオン）、ブウブウ（ブタ）。ゾウは何番目に鳴いたでしょうか。	2番目	なんの鳴き声かについて、鳴いた順番も含めて覚えておく力が必要です。	Disc②トラック23
第218問	なんと言っていますか。	豚もおだてりゃ木に登る	クラシック音楽に意識を引っ張られず、言葉をしっかりと聞き取る注意力が求められる問題です。	
第219問	ここ5日間の天気は、雨、晴れ、晴れ、曇り、雨、でした。雨は何日ありましたか？	2日	雨や晴れなど天気を表す言葉について、言った回数まで含めて覚えておく力が必要な問題です。	Disc②トラック24
第220問	ヒヒーン（ウマ）、めえ〜（ヒツジ）、ミーンミン（セミ）、パオーン（ゾウ）、グワグワッ（カエル）。カラスは鳴きましたか？	鳴いていない（いいえ）	鳴いていない動物について尋ねられても動じないくらい、流れた鳴き声をしっかり覚えておくことが大事です。	
第221問	ヒヒーン（ウマ）、グワグワッ（カエル）、カアカア（カラス）、めえ〜（ヒツジ）、ミーンミン（セミ）。カエルは鳴きましたか？	鳴いた（はい）	第220問と同様に、どんな生き物が鳴いたのかをすべて覚えておいて、後半の問いに答える記憶力の問題です。	Disc②トラック25
第222問	次のお話に「き」は何回出てくるでしょうか。「きのうのゆうがたのできごとです。のきしたでものおとがきこえたのでみてみると、キツネがまよいこんでいました」	5回	物語の内容に意識を向けず、発せられる言葉の1つひとつに注意を傾ける必要がある問題です。	
第223問	計算してください。5＋9＋7は？	21	シンプルな1桁の足し算ですが、数字が3つ並ぶことでやや難しくなり、記憶力と計算力が必要とされます。	Disc②トラック26
第224問	東京駅の八重洲口からバスに乗って、名古屋、京都、福岡の順に訪れる旅に出ます。さて、名古屋の次に向かう場所はどこでしょうか。	京都	この問題自体はシンプルな記憶問題ですが、実は第308問で予想外の質問をするための伏線になっています。	
第225問	3種類の音を流しますので、よく聞いてください。さて、足音と太鼓の音、あと1つはなんの音だったでしょうか。	鈴	音の種類を聞き分け、しっかり記憶するとともに、予想外の質問にも正確に答える判断力が求められます。	Disc②トラック27

	問題文	答え	解説	トラック番号
第226問	3人のうち1人が言う「動物の名前」を答えてください。	キタキツネ	動物の名前が聞こえるという前提で、複数の声をしっかり聞き分ける分散的注意力が必要となる問題です。	Disc② トラック27
第227問	ドアベルと、水滴の音を聞いてください。さて、それぞれ何回ずつ鳴ったでしょうか。	ドアベル3回、水滴4回	2種類の音を聞き取る注意力だけでなく、それぞれの回数まで覚える記憶力も求められる問題です。	Disc② トラック28
第228問	緑色をした野菜を3つ、挙げてください。	ほうれん草、小松菜、ピーマン、ブロッコリー、きゅうりなど	緑色をした野菜を思い浮かべつつ、その名前を思い出す言語能力が求められます。	
第229問	カーレース、イージーオーダー。同じ言葉を、長く伸ばさないでくり返してください。	カレス、イジオダ	長音を抜くとまったく意味のない言葉になります。これを混乱せずに行うためには言語能力が必要です。	Disc② トラック29
第230問	次の4つの数字を覚えて、逆から言ってください。「8、1、9、4」	4、9、1、8	聞いた数字を順番通りに記憶し、与えられた条件にしたがって並べ替える遂行能力が求められる問題です。	
第231問	「はっせんごひゃくにじゅうにえんです」……お会計はいくらでしょうか。	8,522円	騒音の中で店員さんの声を聞き取る選択的注意力が必要な問題です。	Disc② トラック30
第232問	群馬県、山梨県、兵庫県、志村けん。甲府市が県庁所在地なのは、何番目の県？	2番目	提示された県名などを覚えておいて、県庁所在地と照合する記憶力の問題です。	
第233問	並べ替えて単語を作ってください。「バ・ツ・メ」	ツバメ	提示された文字を頭の中で並べ替えて、意味がある単語にする言語能力の問題です。	Disc② トラック31
第234問	計算してください。3＋8＋6は？	17	シンプルな1桁の足し算ですが、数字が3つ並ぶことでやや難しくなり、記憶力と計算力が必要とされます。	

	問題文	答え	解説	トラック番号
第235問	今は西暦何年ですか？	―	自分が置かれている基本的な状況を把握し、それを正確に思い出せる見当識が問われる問題です。	Disc② トラック32
第236問	なんのスポーツをしているでしょうか？音楽に惑わされないように、よく聞いてください。	テニス	音楽と同時に流れているスポーツの音を聞き分ける分散的注意力と、音からテニスを思い出す記憶力が必要。	
第237問	次の文字を並べ替えて食べ物の名前にしてください。「ゴ・イ・チ」	イチゴ	提示された文字を頭の中で並べ替えて、意味がある単語に変換する言語能力が問われる問題です。	Disc② トラック33
第238問	今から言う言葉をくり返してください。「オードリー・ヘップバーン、六波羅探題、サン・テグジュペリ」	―	やや複雑で関連性の乏しい3つの名前を記憶するとともに、それらを発音できる言語能力が求められます。	
第239問	次の文章の中に隠れている鳥は何でしょうか。「うちの孫は元気でよく騒ぐが、となりの家も、かなりやかましいと思う」	カナリヤ	文章の内容をできるだけ意識せず、発音されている音に注意を向けて、含まれている鳥の名前を探します。	Disc② トラック34
第240問	ケーキを作ります。小麦粉200g、砂糖17g、牛乳150mL、卵2個。さて、牛乳は何mL使いましたか？	150mL	材料の種類と分量を4つも覚えておかなければならず、記憶力問題の中でもやや難問となっています。	
第241問	次の文章の「そこ」が指すものを答えてください。「会社の近くには喫茶店がない。そこから10分歩いたところにファミリーレストランがある」	会社	「こそあど言葉（指示語）」が何を指しているのかを考える国語の問題です。言葉を理解する言語能力が求められます。	Disc② トラック35
第242問	買い物の会計は670円でした。くじ引きに当たったので、50円引きになりました。1,000円出したときのお釣りはいくら？	380円	計算力が問われる問題です。情報を整理して、どういう順序で計算すればいいのかを考える力も必要です。	
第243問	エアコン、テレビ、洗濯機。仮名文字で書いたとき、文字数の多い順に並べてください。	せんたくき、エアコン、テレビ	まず3つの単語を記憶したうえで、提示された条件にしたがって並べ替える遂行能力が求められます。	Disc② トラック36

	問題文	答え	解説	トラック番号
第244問	反対からくり返してください。「おはよう」	うよはお	聞いた言葉を逆から読んだらどうなるかについて、頭の中で正確に考える言語能力が求められます。	Disc ② トラック 36
第245問	4.5＋8.2は？	12.7	小数点以下の数字を含む少し複雑な計算問題です。これを暗算することによって、脳によい刺激が与えられます。	Disc ② トラック 37
第246問	トランクに、水筒、着替え、洗面用具、お財布を入れて旅行に行きます。さて、荷物は何に入れたでしょうか。	トランク	入れた荷物に注意が向きがちですが、予想外の質問に対応できるようにしっかり記憶し、判断力を働かせます。	
第247問	次の文章に「パン」は何回出てくるでしょうか。「カバンにパンとパンツとパンダのぬいぐるみを入れたら、バリン、と音がしてカバンが壊れた」	3回	よく似た音の「バン」に惑わされず、「パン」だけを聞き取って覚える選択的注意力が必要な問題です。	Disc ② トラック 38
第248問	茨城県、香川県、愛媛県、高倉健。松山市が県庁所在地なのは、何番目の県？	3番目	提示された県名などを覚えておいて、県庁所在地と照合する記憶力の問題です。	
第249問	小学校のときの担任の先生の名前を1人、答えてください。名字だけでも構いません。	―	名前がすぐに思い出せなかったとしても、思い出そうとすることで脳が刺激され、活性化する効果があります。	Disc ② トラック 39
第250問	今日はイベントに来ています。……さて、なんのイベントですか？　①卒業式、②ハロウィン、③盆踊り	③盆踊り	流れてくる音楽から、その場所で何が行われているのかを把握する見当識が求められる問題です。	
第251問	3人が言う動物をすべて答えてください。	ウサギ、インコ、イヌ	同時に話す3人の声を、それぞれ正確に聞き取るには注意力と集中力が必要です。	Disc ② トラック 40
第252問	よく聞いてください。「あそこのたこ焼きは美味しい」「今日は曇りだ」「ピアノを習っていました」……さて、今日の天気は？	曇り	難問です。同時に話す3人の声のうち、ポイントとなる単語が聞き取れるように、注意力を働かせる必要があります。	

	問題文	答え	解説	トラック番号
第253問	今日はイベントに来ています。……さて、なんのイベントですか？ ①お花見、②花火大会、③七五三	②花火大会	鳴っている音から、その場所で何が行われているのかを把握する見当識が求められる問題です。	Disc ② トラック 41
第254問	パラパラ、ボロボロ、ゴロゴロ。濁点と半濁点をすべて抜いてくり返してください。	ハラハラ、ホロホロ、コロコロ	濁点・半濁点を取ることで違う意味のオノマトペになりますが、意味にとらわれず音に集中して考えましょう。	
第255問	「ち」で終わる名詞を2つ挙げてください。	道、形など	「ち」で終わる言葉なら何でも構いません。脳内の言葉の倉庫を検索することで、よい刺激が与えられます。	Disc ② トラック 42
第256問	クリスマスの6日後は何月何日ですか？	12月31日	クリスマスが12月25日であることを思い出す見当識の問題でもあり、同時に日数を数える計算問題でもあります。	
第257問	順番を覚えてください「頭・耳・肩・ひじ」。今言った場所を順番にタッチしてください。	―	提示された身体の部位を記憶するとともに、そこを手で触ることで、脳の運動野も同時に刺激されます。	Disc ② トラック 43
第258問	よく聞いてください。さて、何回手を叩いたでしょうか。	6回	手拍子を何回打ったのかを覚えておく記憶力が必要な問題です。	
第259問	傘、紙コップ、ろうそく、長靴、懐中電灯。手元を照らすのに役立つのはどれとどれ？	ろうそくと懐中電灯	最後に聞いた懐中電灯に意識が引っ張られ、ろうそくを忘れる可能性も。全部の単語をしっかり記憶しましょう。	Disc ② トラック 44
第260問	次の早口言葉を、できるだけ早口で言ってください。「首相は酢じょうゆがお好き」	―	早口言葉を処理する言語能力が求められる問題。声に出し、それを自分で聞くことも脳の活性化に役立ちます。	
第261問	先日、私は友人2人と一緒に、公園でピクニックを楽しみました。それぞれサンドイッチやおやつなどを持ち寄って、おしゃべりをしながら食べました。外でする食事はとても美味しく、気分もよかったので、また行きたいと思います。――さて、どこでピクニックを楽しんだでしょうか。	公園	多くの情報が脳に入って前半を忘れがちですが、しっかり覚えられるように記憶力を発揮することが求められます。	Disc ② トラック 45

	問題文	答え	解説	トラック番号
第262問	81に13を2回足すと、いくつになりますか？	107	出題通りに13を2回足すのではなく、80＋26とすることで計算しやすくなります。楽な計算の仕方を考えるのも大事。	Disc② トラック45
第263問	なんと言ったでしょうか。	あんころ餅で尻を叩かれる	このようにあまり意味のない、くだらない文章を正確に聞き取るには、高い集中力と注意力が必要となります。	Disc② トラック46
第264問	昔々、おじいさんとおばあさんが住んでいました。おじいさんは80歳、おばあさんは78歳です。おじいさんは山へ狩りをしに出かけ、おばあさんは家で読書をしていました。おじいさんが帰ってくると、おばあさんは家で眠っていました。──さて、おばあさんは何をしていて眠ってしまったのでしょう。	読書	物語を長くして記憶する難易度を高めています。できるだけ多くの情報を覚えるよう努めて、脳を活性化しましょう。	
第265問	9時28分の35分後は何時何分でしょう？	10時3分	時間を計算する問題です。時計の針を思い浮かべるなど、計算しやすいやり方を工夫するといいでしょう。	Disc② トラック47
第266問	なんと言っているでしょうか。	地図帳でチェジュ島を探した	集中力と注意力を高めて、早回しで流れる音声をしっかり聞き取りましょう。	
第267問	赤い箱にはバナナ、青い箱にはメロン、黄色い箱にはイチゴが入っています。……青い箱には何が入っているでしょうか？	メロン	箱の色と果物の種類とその組み合わせを全部覚える必要があり、難易度の高い記憶力の問題です。	Disc② トラック48
第268問	ブウブウ（ブタ）、ミーンミン（セミ）、ホーホケキョ（ウグイス）、ニャー（ネコ）。（ミーンミン）の次の生き物の鳴き真似をしてください。	ホーホケキョ	生き物の鳴き声から種類を判別し、鳴いた順番も記憶しなければいけないため、難易度の高い記憶力の問題です。	
第269問	これから言うものを、小さい順に並べてください。キリン、イヌ、地球。	イヌ、キリン、地球	3つの単語を一時的に記憶し、与えられた条件にしたがって並べ替える遂行能力が求められる問題です。	Disc② トラック49
第270問	苦手な食べ物を1つ、挙げてください。この問題を解くのが初めてでない場合は、まだ一度も答えていない食べ物を言ってください。	──	苦手な食べ物であれば、答えは何でも構いません。自分の好き嫌いを把握する見当識が問われる問題です。	

	問題文	答え	解説	トラック番号
第271問	次の4つの数字を覚えて、大きい順に並べ替えてください。「15、12、13、16」	16、15、13、12	4つの数字を一時的に記憶し、与えられた条件にしたがって並べ替える遂行能力が必要な問題です。	Disc②トラック50
第272問	会話を聞いて、どこにいるか答えてください。「古いのを割ってしまったので、新しいのを買いに来ました」「かしこまりました。フレームはどのようなものをご希望ですか？」	眼鏡店	「割ってしまった」「フレーム」などの言葉から、その人がいる場所を類推する見当識が求められる問題です。	
第273問	10時10分の45分前は何時何分でしょう？	9時25分	時間を計算する問題。時計の針を思い浮かべるなど、ご自分が計算しやすい方法を工夫しましょう。	Disc②トラック51
第274問	同じように手を叩いてください。	タンタンタタタン、タン、タタタ	手拍子を何回、どういうリズムで打ったかを覚える記憶力が必要な問題です。	
第275問	2020年の誕生日に、あなたは何歳になりましたか？	—	生まれ年から計算する方法と、現在の年齢から逆算する方法があります。生年月日がわかれば答えが出ます。	Disc②トラック52
第276問	お風呂場で聞こえるのは何番目の音？	2番目（掃除機の音、シャワーの音、レジのスキャン音）	聞いたことがある音から場所を特定する見当識の問題。どういう順序で鳴ったのかも覚える必要があります。	
第277問	赤い箱にはバナナ、青い箱にはイチゴ、黄色い箱にはメロンが入っています。赤い箱には何が入っているでしょうか？	バナナ	箱の色と果物の種類、そしてその組み合わせまで全部覚える必要があり、難易度の高い記憶力の問題です。	Disc②トラック53
第278問	緑色、赤色、青色、灰色。宝石のルビーの色は何番目でしたか？	2番目	色の種類と話した順序を覚えることと、ルビーがどんな色だったを思い出す必要がある記憶力の問題です。	
第279問	にんじん、ろうそく、いし、はんこ、星。いろは順で3番目の文字から始まるのは？	はんこ	5つの言葉を覚えたうえで、「いろはにほへと」の「は」から始まる言葉を選ぶ、記憶力が求められる問題です。	Disc②トラック54

	問題文	答え	解説	トラック番号
第280問	レストランを18時30分に予約しました。家からレストランまで20分かかります。間に合うには何時何分までに家を出たらいいでしょうか。	18時10分	到着時間と移動にかかる所要時間から、出発する時間を割り出す計算問題です。	Disc② トラック54
第281問	桃太郎、浦島太郎、一寸法師、かぐや姫、金太郎。月に帰ったのは何番目？	4番目	日本の昔話の主人公の名前と、読まれた順番を覚え、物語の内容と登場人物とを結びつける記憶力の問題です。	Disc② トラック55
第282問	ケーキを作ります。小麦粉200g、砂糖15g、牛乳130mL、卵2個。さて、砂糖は何g使いましたか？	15g	4種類の材料とそれぞれの分量を覚えなければならず、難易度の高い記憶力の問題となっています。	
第283問	魚の名前を4つ挙げてください。	アジ、マグロ、サンマ、イワシなど	魚であれば答えは何でも構いません。脳内の言葉の倉庫を検索することで、脳が活性化する効果があります。	Disc② トラック56
第284問	知り合いの顔を3人思い浮かべ、それぞれの名前を教えてください。名字やニックネームでも構いません。	―	知り合いの名前や顔を思い出せるかどうかは、見当識が保たれているかどうかを確認する方法の1つと言えます。	
第285問	今から言う単語を覚えてください。みかん、ベランダ、ミシン、お茶、駐車場。「み」で始まる単語はいくつありましたか？	2つ	「み」で始まる言葉をあとで選び出せるように、すべての単語を完全に記憶しておく必要があります。	Disc② トラック57
第286問	何を注文したでしょうか？	きつねうどん、カレーライス、アイスコーヒー	3人が同時に話しているのをすべて聞き分けるには、高度な分散的注意力が必要です。もちろん集中力も大事。	
第287問	今日は3月20日です。入学式は4月1日、さてあと何日後ですか？	12日後	日数を数える計算問題です。3月が何日まであるかを間違えないように注意しましょう。	Disc② トラック58
第288問	口座残高が10,000円あります。そこから手数料220円で、5,000円振込みました。残高はいくらですか？	4,780円	お金の計算問題です。振込金額と手数料とを足した金額を口座残高から引けば、計算しやすいでしょう。	

	問題文	答え	解説	トラック番号
第289問	オオカミ、イヌ、トラ、ライオン、ウマ。3番目に言った動物はなんでしたか？	トラ	5つの単語を順番も含めて記憶する問題。名前と順番を同時に覚えようとすることで、脳が活性化します。	Disc② トラック59
第290問	昔々、おじいさんとおばあさんが住んでいました。おじいさんは80歳、おばあさんは78歳です。おじいさんは山へ狩りをしに出かけ、おばあさんは家で読書をしていました。おじいさんが帰ってくると、おばあさんは家で眠っていました。——さて、おじいさんとおばあさんは何歳違いでしょう。	2歳	第264問と同じ物語で、質問を変えています。年齢差を答えるには、細かいところまで覚えておく必要があります。	
第291問	今、何に乗っているか答えてください。①ヘリコプター、②ボート、③電車	①ヘリコプター	音を聞いて、何に乗っているのか想像してください。ヘリコプターの音は過去の記憶から思い出せるでしょう。	Disc② トラック60
第292問	2種類の音を同時に流します。それぞれ、なんの音でしょうか。	木魚と波	同時に鳴っている2つの音を聞き分ける注意力と、それぞれ何かを思い出す記憶力が必要になります。	
第293問	同じように手を叩いてください。	タンタンタン（うん、うん）、タタタン、タンタン	手拍子のリズムと回数を覚える記憶力の問題。手を動かして再現するため、脳の運動野も刺激されます。	Disc② トラック61
第294問	計算してください。16−7+12は？	21	シンプルな引き算と足し算ですが、数字が3つ並ぶことで難易度が上がり、記憶力と計算力が必要になります。	
第295問	三杯酢を作ります。酢・大さじ3、しょうゆ・大さじ1、砂糖・大さじ2。さて、酢の分量はいくらでしたか？	大さじ3	調味料の種類と分量の両方を正確に覚える必要があり、やや難易度が高い記憶力の問題です。	Disc② トラック62
第296問	今日は何曜日ですか？	——	現在の年月日や時間、自分の状況などを把握する見当識が保たれているかどうかを確認する問題です。	
第297問	食事後のお会計は、870円でした。千円札を出したときのお釣りはいくら？	130円	お釣りの計算問題です。いくらのものを食べて、いくらお金を渡し、お釣りがいくらかを把握する力が求められます。	Disc② トラック63

	問題文	答え	解説	トラック番号
第298問	50円持っています。駄菓子屋で20円のガムを買いました。くじが当たって10円戻ってきました。あなたは今いくら持っていますか？	40円	簡単なお金の計算問題。子供の頃に通った駄菓子屋さんを思い出し、懐かしむのも脳にとっていい刺激です。	Disc ② トラック 63
第299問	250－25は？	225	単純な計算問題ですが、3桁と2桁の引き算を耳で聞いて記憶し、暗算をするところに難しさがあります。	Disc ② トラック 64
第300問	春、夏、秋、冬のうち、誰も言っていない季節を答えてください。	秋	3人が同時に「春」「夏」「冬」と話すのを正確に聞き分けるためには、分散的注意力を働かせる必要があります。	
第301問	計算してください。174＋106は？	280	単純な計算問題ですが、桁数を少しずつ増やし、徐々に難易度を上げています。	Disc ② トラック 65
第302問	反対からくり返してください。「ありがとう」	うとがりあ	聞いた言葉を逆から言い直すためには、言語能力を働かせる必要があります。	
第303問	Aさんの好きな色は赤で、青が嫌い、黄色はふつうです。3つの色を好きな順番に並べてください。	赤、黄色、青	Aさんの色の好みを把握・記憶したうえで、与えられた条件にしたがって並べ替える遂行能力が求められます。	Disc ② トラック 66
第304問	「甘い」から連想する食べ物を3つ挙げてください。	チョコレート、ケーキ、ドーナツなど	甘い食べ物であれば、答えは何でも構いません。脳内で次々と連想することが刺激となり、脳が活性化します。	
第305問	「か・き・く・け・こ」の中から2文字を使って名詞を1つ作ってください。	柿など	「か行」の2文字を使った言葉は意外にたくさんあります。言語能力を発揮して柔軟に考えてみましょう。	Disc ② トラック 67
第306問	2種類の音を同時に流します。それぞれ、なんの音でしょうか。	救急車のサイレンとウマの足音	同時に鳴っている2つの音を聞き分ける注意力と、それぞれなんの音かを思い出す記憶力が必要になります。	

	問題文	答え	解説	トラック番号
第307問	自動車から聞こえるのは何番目の音？	3番目（包丁の音、波の音、ウインカーの音）	3つの音がそれぞれ何であるかを、記憶の中にある情報から判別できれば、答えはおのずから出ることになります。	Disc②トラック68
第308問	東京駅の八重洲口からバスに乗って、名古屋、京都、福岡の順に訪れる旅に出ました。さて、何に乗って旅をしたでしょうか。	バス	予想外の質問に対応する判断力が求められる問題です。最初から油断しないで、しっかり聞くことが大事。	
第309問	今から言う言葉の反対語をそれぞれ言ってください。「広い」「深い」	狭い、浅い	聞いた言葉の反対語を思い浮かべるには、言語能力を発揮させる必要があります。	Disc②トラック69
第310問	にんじん、ろうそく、いし、はんこ、星。いろは順で2番目の文字から始まるのは？	ろうそく	いろは順の2番目の文字は「ろ」。5つの言葉をしっかり記憶できていれば、難なく答えられるはずです。	
第311問	よく聞いてください。カエル、電車、本、しゃもじ。……さて、「カエル」の前に、私はなんと言ったでしょうか。	よく聞いてください	通常問われると思っていない予想外の問いへの対応力、記憶力、判断力などが問われる問題です。	Disc②トラック70
第312問	ある朝、犬の太郎が、猿の次郎、キジの三郎と一緒に散歩をしていると、森の中で人間の男の子と出会いました。男の子は、これから旅に出るのだといいます。太郎たちが旅のお供をしてあげると言うと、男の子はお礼にきび団子をくれました。——さて、猿の名前は何だったでしょうか。	次郎	物語の内容を細部まで注意深く聞いて、さらにそれを正確に記憶する力が必要です。覚える要素が多い難問です。	
第313問	計算してください。103＋205は？	308	単純な計算問題ですが、3桁と3桁の足し算は、頭の中だけで解くのは意外と難しい問題です。	Disc②トラック71
第314問	今から言う言葉をくり返してください。「ちんぷんかんぷん、チョモランマ、赤坂サカス」	——	耳で聞いた言葉を記憶し、声に出して復唱し、それを自分の耳で聞くことで、脳の活性化につながります。	
第315問	これから生き物の名前を言いますので、足の数が多い順に並べてください。イヌ、クワガタムシ、スズメ。	クワガタムシ、イヌ、スズメ	生き物の名前を聞いて姿を思い出すとともに、与えられた条件にしたがって並べ替える遂行能力が必要な問題。	Disc②トラック72

	問題文	答え	解説	トラック番号
第316問	次の文章に「パン」は何回出てくるでしょうか。「パンでパンパンになったカバンを自転車に乗せたら、パン、と音がしてパンクした」	5回	文の意味内容ではなく、「音」に注意を向けてよく聞くことが重要です。カバンの「バン」に惑わされないように。	Disc ② トラック 72
第317問	買い物の会計は、735円でした。千円札と小銭を35円出したときのお釣りはいくら？	300円	スーパーやコンビニで買い物をするとき、キリがいいお釣りをもらおうとして、日頃から行っている計算の問題です。	Disc ② トラック 73
第318問	英単語の意味を答えましょう。「Bicycle」	自転車	誰もが知っている英単語ですが、ふだん使っていないと忘れていることも。言語能力を発揮して思い出しましょう。	
第319問	今から言う言葉をくり返してください。「プラスチック、ポリエチレン、ポリプロピレン」	──	プラスチック以外はあまり発音したことがないはず。言い慣れない言葉を言おうとすることで脳が活性化します。	Disc ② トラック 74
第320問	たこ焼き、スマートフォン、ソーセージ、ぎんなん。……さて、3番目に言った言葉は何でしょうか。	ソーセージ	4つの単語を聞いた順番まで含めて覚えておく力が必要です。予想外の質問に対応する判断力も身につきます。	
第321問	最近の天気は、晴れ、曇り、雨、晴れ、晴れ、でした。晴れの日は何日ありましたか？	3日	晴れや雨など耳慣れた言葉は、つい聞き流してしまうこともあります。集中してしっかり記憶することが大事です。	Disc ② トラック 75
第322問	2を4回かけるといくつになりますか？	16	「2×2×2×2」と式はシンプルですが、あとにいくほど数が大きく暗算が難しくなり、計算力が求められます。	
第323問	よく覚えてください。○はネコ、△はイヌ、×はヘビ、とします。○△×はネコイヌヘビですね。では、△×○は何でしょうか。	イヌヘビネコ	記号と動物の種類を結びつけて覚える記憶力、それを与えられた条件で並べ替える遂行能力が求められます。	Disc ② トラック 76
第324問	次の文章に隠れている2種類の生き物は何でしょうか。「海は好きだが、深く潜るのは危険そうに思える」	クモ、ウニ	違う意味の言葉に含まれる生き物の名前を見つけるには、文意よりも「音」に注意を向けることが重要です。	

	問題文	答え	解説	トラック番号
第325問	英単語の意味を答えましょう。「Tuesday」	火曜日	ふだん使う機会があまりない英単語は、意味をど忘れしていることも。言語能力を発揮して思い出しましょう。	Disc② トラック77
第326問	「鬼は〜外〜、福は〜内〜」。さて、何月の行事でしょうか？	2月	毎年恒例の行事ですが、あえて何月かを意識していないことも。常識的な知識を保持する見当識が試されます。	
第327問	計算してください。169－137は？	32	単純な計算問題ですが、3桁と3桁の引き算なので難易度がアップ。100を取って2桁にすると早く解けます。	Disc② トラック78
第328問	傘、ろうそく、長靴、懐中電灯、紙コップ。雨の日に使うのはどれとどれ？	傘と長靴	5つの単語をしっかりと覚えながら、与えられた条件に合致する単語を選び出す言語能力が求められます。	
第329問	ドライヤーの音は何番目？	1番目（ドライヤーの音、洗濯機の音、髭剃りの音）	ドライヤーの音は聞いたことがあるはず。これを思い出すのも見当識の範疇です。さらに順番を覚える力も必要。	Disc② トラック79
第330問	あなたが生まれる4年前は西暦何年ですか？	―	自分の生まれ年を西暦で思い出せるかどうかで見当識が試され、さらにそこから引き算をする計算力も必要です。	
第331問	次の早口言葉を、できるだけ早口で言ってください。「魔術師、魔術修行中」	―	早口言葉を言うために言語を処理したり、発音してそれを自分の耳で聞いたりすることで、脳が活性化します。	Disc② トラック80
第332問	「去年の夏のことです。私は島根県へ旅行に行って、出雲大社や金閣寺を見てきました。建物が緑に映えてとてもきれいでした」……さて、今の話でおかしいところはどこでしょうか。	金閣寺は島根県ではなく京都府にある	相手が話している内容について、間違った箇所を見つける社会的行動能力が必要な問題です。	
第333問	1,000から30を4回引くと、いくつになりますか？	880	出題通りに1,000から30を4回引くのではなく、1,000から120を引くと考えれば計算しやすくなります。	Disc② トラック81

	問題文	答え	解説	トラック番号
第334問	リュックサックに、水筒、着替え、洗面用具、お財布を入れて旅行に行きます。さて、着替えの前に言ったものは何でしょうか。	水筒	問題を最初からしっかり覚えておく力と、予想外の質問にも臨機応変に対応できる判断力が求められます。	Disc ② トラック 81
第335問	ニャー（ネコ）、グワグワッ（カエル）、ホーホケキョ（ウグイス）、ミーンミン（セミ）、パオーン（ゾウ）。最初の生き物の鳴き真似をしてください。	ニャー	最初に聞いた鳴き声は、あとにいくほど印象が薄れがち。集中してすべての鳴き声を覚えるようにしましょう。	Disc ② トラック 82
第336問	計算してください。5＋1＋16は？	22	単純な計算問題ですが、数字が3つあることで処理が少し難しくなります。聞いた数字をよく覚えて計算しましょう。	
第337問	今、どこにいるか答えてください。①水族館、②レストラン、③学校	③学校	鳴っている音から場所を判別するには、基本的な状況を把握する見当識が保たれている必要があります。	Disc ② トラック 83
第338問	次のお話に「の」は何回出てくるでしょうか。「きのうのよるのできごとです。のきしたでものおとがきこえたのでみてみると、のねずみがまよいこんでいました」	7回	お話の意味内容ではなく、「の」の音だけを聞き取ろうとする選択的注意力が必要とされる問題です。	
第339問	今、何に乗っているか答えてください。①消防車、②バイク、③電車	②バイク	音で乗り物を判別するには、状況把握のための見当識が必要です。また選択肢を覚える記憶力も鍛えられます。	Disc ② トラック 84
第340問	なんと言っていますか。	今日は全国的に雨が降るそうだ	騒音の中で人が話している声を聞き取る選択的注意力が求められる問題です。	
第341問	今日から10日後は何曜日ですか？	——	年月日などの基本的な情報を把握する見当識が試される問題。今日の曜日がわかればおのずから答えは出ます。	Disc ② トラック 85
第342問	なんのスポーツをしているでしょうか？音楽に惑わされないように、よく聞いてください。	バスケットボール（ハンドボールも可）	ドリブルや靴の音から競技を判別するには、基本的な情報把握能力である見当識が必要となります。	

	問題文	答え	解説	トラック番号
第343問	警察署、病院、ガソリンスタンド。ケガをしたときに行くのはどこ？	病院	誰でも知っている一般常識が当たり前に思い出せれば、見当識が健全に保たれている指標になります。	Disc② トラック86
第344問	小麦粉、牛乳、砂糖、卵を使ってホットケーキを作ります。手元には砂糖、小麦粉、卵があります。足りない材料は？	牛乳	前半で聞いた材料を確実に覚えていたら、現在何があって何が足りないのかに気づくことができるでしょう。	
第345問	450円の本と120円のペンを買いました。合計はいくら？	570円	合計金額を計算する問題です。何がいくらするのか、よく聞いておけば簡単に解けるでしょう。	Disc② トラック87
第346問	あなたの7歳年上の人は今、何歳ですか？	―	自分の年齢や今日の日付といった基本情報を把握する見当識が保たれているかどうかが試される問題です。	
第347問	「3・4・5・6」。漢字で書いたら5画になるのはどれ？	4	漢字を思い浮かべて画数を確認するには言語能力が求められます。5画という数字に惑わされない注意力も必要。	Disc② トラック88
第348問	「カレンダー」「ところてん」「飛行機ぐも」。……聞こえた言葉のうち、外来語は？	カレンダー	3人が同時に発する言葉を聞き分けるには注意力が必要です。また外来語だと判別する言語能力も大事でしょう。	
第349問	反対からくり返してください。「インドネシア」	アシネドンイ	聞き取った単語を反対から読むには、文字を思い浮かべて並べ替える言語能力が求められます。	Disc② トラック89
第350問	エアコン、空気清浄機、冷蔵庫。仮名文字で書いたとき、文字数の少ない順に並べてください。	エアコン、れいぞうこ、くうきせいじょうき	聞き取った言葉を与えられた条件で並べ替えるには遂行能力が必要です。漢字ではなく仮名であることにも注意。	
第351問	現在16時17分。25分前は何時何分ですか？	15時52分	時間を計算する問題です。正時（端数のないちょうどの時刻）をまたいでさかのぼる計算はやや難しいでしょう。	Disc② トラック90

	問題文	答え	解説	トラック番号
第352問	たこ焼き、スマートフォン、ソーセージ、ぎんなん。……さて、食べることができないのはどれでしょうか。	スマートフォン	提示された単語を記憶するとともに、予想外の質問に対応する判断力が求められる問題です。	Disc ② トラック 90
第353問	小麦粉、牛乳、砂糖、卵を使ってホットケーキを作ります。手元には卵、砂糖、牛乳があります。足りない材料は？	小麦粉	前半に聞いた材料の種類を確実に記憶しておけば、足りないものにすぐに気づくことができるでしょう。	Disc ② トラック 91
第354問	Aさんの好きな色は赤で、黄色が嫌い、青はふつうです。3つの色を嫌いな順番に並べてください。	黄色、青、赤	Aさんの色の好みを把握・記憶したうえで、与えられた条件にしたがって並べ替える遂行能力が求められます。	
第355問	次に読む文字から1文字消すとできる単語を答えてください。「れ・つ・も・ん」	レモン	余分な文字が加えられた意味のない言葉の中から、意味がある言葉を探し出す言語能力が必要な問題です。	Disc ② トラック 92
第356問	69の中に3はいくつ入っていますか？	23	簡単な割り算ですが、たとえば69を30と30と9に分けるなど、より計算がしやすくなる方法を工夫しましょう。	
第357問	ある朝、犬の太郎が、猿の次郎、キジの三郎と一緒に散歩をしていると、人間の男の子と出会いました。男の子は、これから旅に出るのだと言います。太郎たちが旅のお供をしてあげると言うと、男の子はお礼にお団子をくれました。……さて、今は朝、昼、夜のいつでしょうか。	朝	物語の内容を細部まで注意深く聞いて、さらにそれを正確に記憶する力が必要です。覚える要素が多い難問です。	Disc ② トラック 93
第358問	グー、パー、チョキ、パー。今言ったジャンケンにすべて勝つように、指の形を作ってください。	（パー、チョキ、グー、チョキ）	ジャンケンで出されたものを記憶する力とともに、それに勝つ指の形を考える判断力も必要となります。	
第359問	好きな食べ物を1つ、挙げてください。この問題を解くのが初めてでない場合は、まだ一度も答えていない食べ物を言ってください。	―	好きな食べ物なら答えは何でも構いません。2度目以降の方は、過去に何を答えたのかを思い出す力も必要。	Disc ② トラック 94
第360問	ネコ、電車、本、しゃもじ、フクロモモンガ。2番目に言ったのは？	電車	提示された単語を聞いた順番も含めて記憶する力が必要。これで全問終了しました。お疲れさまでした！	

> **監修者**

篠原菊紀（しのはら・きくのり）

公立諏訪東京理科大学工学部情報応用工学科教授、地域連携研究開発機構・医療介護・健康工学部門長、学生相談室長。茅野市縄文ふるさと大使。
東京大学教育学部卒業後、同大学院教育学研究科修了。「遊んでいるとき」「運動しているとき」「学習しているとき」など日常的な場面での脳活動を調べ、ドーパミン神経系の特徴を利用して快感を量的に予測したり、ギャンブル障害の実態や予防について研究を行う。
主な監修書に、『篠原菊紀教授の1日1分！ もの忘れがなくなる「脳トレ」366』など多数。

【CD付】篠原教授のボケない！聞くだけ！「耳脳トレ」

2023年10月12日　第1版第1刷発行

監修者　篠原菊紀
発行者　村上雅基
発行所　株式会社PHP研究所
　　　　京都本部　〒601-8411　京都市南区西九条北ノ内町11
　　　　〈内容のお問い合わせは〉暮らしデザイン出版部 ☎075-681-8732
　　　　〈購入のお問い合わせは〉普　及　グ　ル　ー　プ ☎075-681-8818
印刷所　図書印刷株式会社

©Kikunori Shinohara 2023 Printed in Japan　　　　ISBN978-4-569-85574-5
※本書の無断複製（コピー・スキャン・デジタル化等）は著作権法で認められた場合を除き、禁じられています。
　また、本書を代行業者等に依頼してスキャンやデジタル化することは、いかなる場合でも認められておりません。
※落丁・乱丁本の場合は、送料弊社負担にてお取り替えいたします。

Disc ② (第173問～第360問)

CDの使い方は本書の5ページをご覧ください